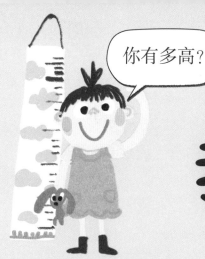

你有多高？

科学真好玩儿

我的身体
很特别

[英]安妮·鲁尼 编

[英]安娜·戈麦斯 绘

钟晓辉 译

胡怡 审译

如果你有一天的时间可以拥有超能力，你希望是什么能力？

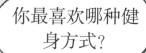

你最喜欢哪种健身方式？

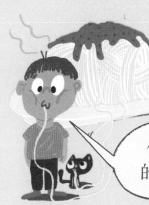

你喜欢吃甜的还是咸的？

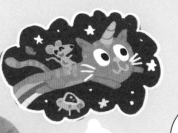

如果你可以再拥有一种感官功能，你希望是什么？

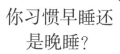

你习惯早睡还是晚睡？

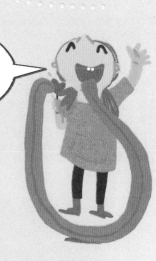

四川教育出版社

身体可以做什么？

有了身体，我们就可以看、听、嗅、品尝、触摸周围世界的事物。

有了身体，我们就可以跑、跳、思考、谈话，做各种有趣的事。

没有身体，我们什么都不能做呢。

我们的身体虽然不同，但内部都有骨骼、肌肉和血液。

骨骼、肌肉、血液等组织是由细胞构成的。

小小的细胞为什么这么重要？

因为它们是构成身体的基本单位。不同的细胞有不同的本领。我们身体里有很多种细胞，如血细胞、骨细胞、皮细胞等。

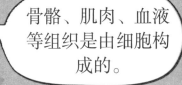

我们的骨骼是由骨细胞构成的

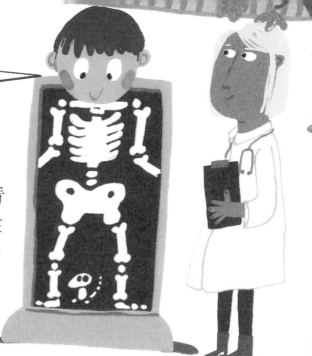

X射线可以用来检查受伤的骨骼。

医生用什么方法检查身体内部呢？

他们通过扫描和X射线穿透照射身体能看到人体内的各个部分，以及它们是如何组合在一起的。通过显微镜放大之后，医生甚至能看到单个的小细胞哟！

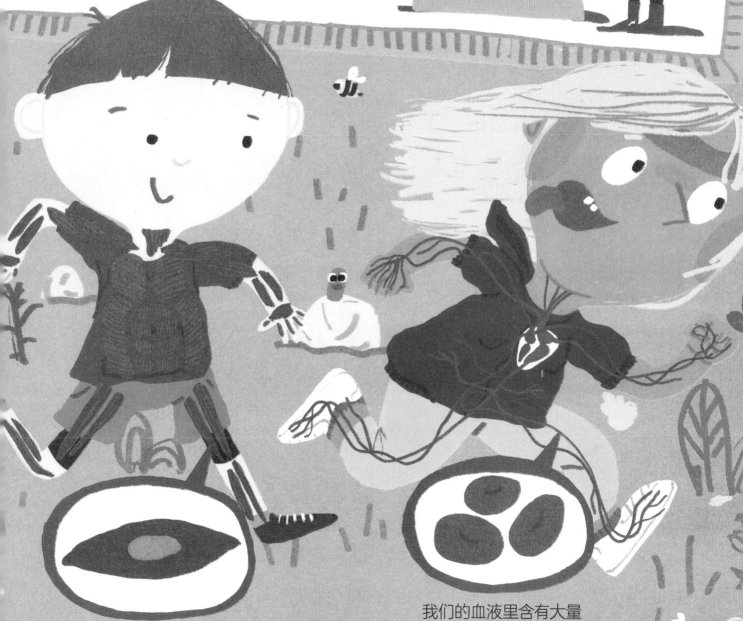

我们身体的每一块肌肉都是由肌细胞构成的

我们的血液里含有大量的红细胞

我们为什么需要吃食物呢?

食物可以为我们提供身体运转所需的能量。食物中的化学物质可以修复我们的身体，帮助身体生长。我们的身体会将食物分解，又重新组合成化学物质，形成皮肤、头发、骨骼以及其他身体部位。

我们能平衡自己的饮食吗?

当然可以啦，不过可不是把它们顶在头上平衡。我们要吃各种各样不同种类的食物，这样身体才会保持健康，充满活力。

水果和蔬菜

要多吃水果和蔬菜，它们可以为身体提供纤维素和所需的养分。

蛋白质

肉、鱼和豆类富含蛋白质，它们都是可以修复身体、帮助身体生长的食物。

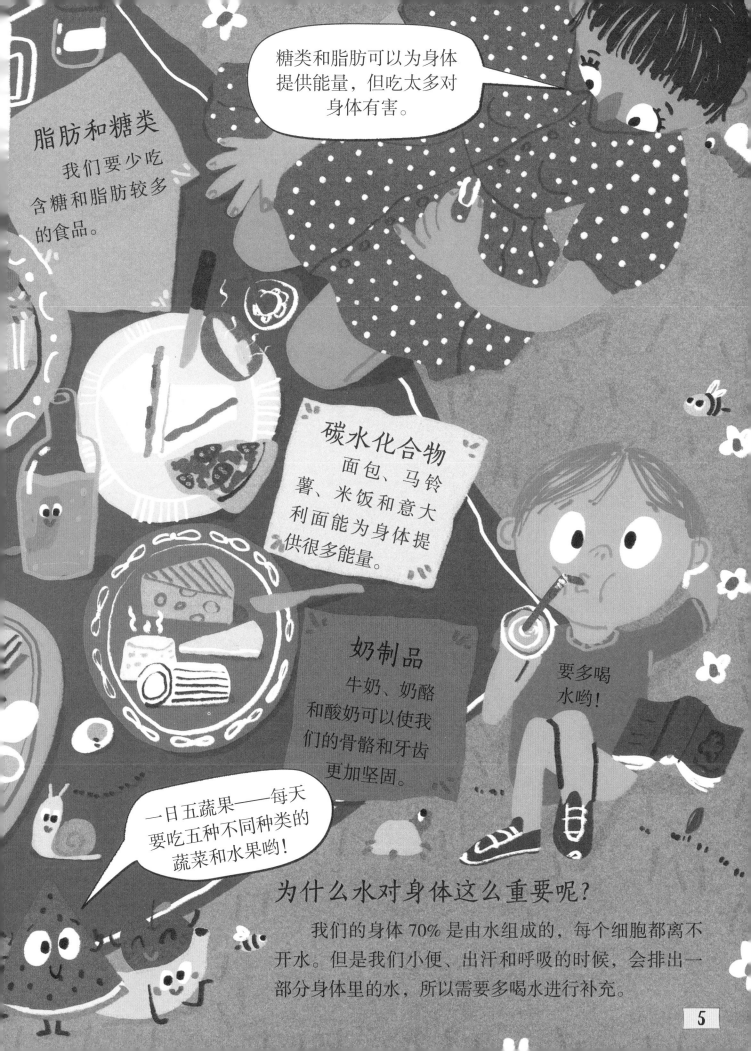

糖类和脂肪可以为身体提供能量，但吃太多对身体有害。

脂肪和糖类
我们要少吃含糖和脂肪较多的食品。

碳水化合物
面包、马铃薯、米饭和意大利面能为身体提供很多能量。

奶制品
牛奶、奶酪和酸奶可以使我们的骨骼和牙齿更加坚固。

要多喝水哟！

一日五蔬果——每天要吃五种不同种类的蔬菜和水果哟！

为什么水对身体这么重要呢？

我们的身体 70% 是由水组成的，每个细胞都离不开水。但是我们小便、出汗和呼吸的时候，会排出一部分身体里的水，所以需要多喝水进行补充。

食物在我们的身体里发生了什么？

我们吃进去的食物会在消化系统里经历一段漫长曲折的历程。在消化过程中的每一个阶段，身体都会吸收所需的养分。

① 牙齿有什么作用？

当我们咀嚼的时候，牙齿会把食物咬碎。牙齿把食物先咬成小块，然后捣碎成糊状，与口腔里的唾液混合在一起，方便我们吞咽。

吃东西前，一定记得要洗手哦！

② 食物旅程的第一站

食物咽下后，会进入与咽部相连的管道，这里叫作食管。食管肌肉会挤压食物，将食物推进至胃里。

食管 →

食物从嘴到胃需要
5～8秒的时间

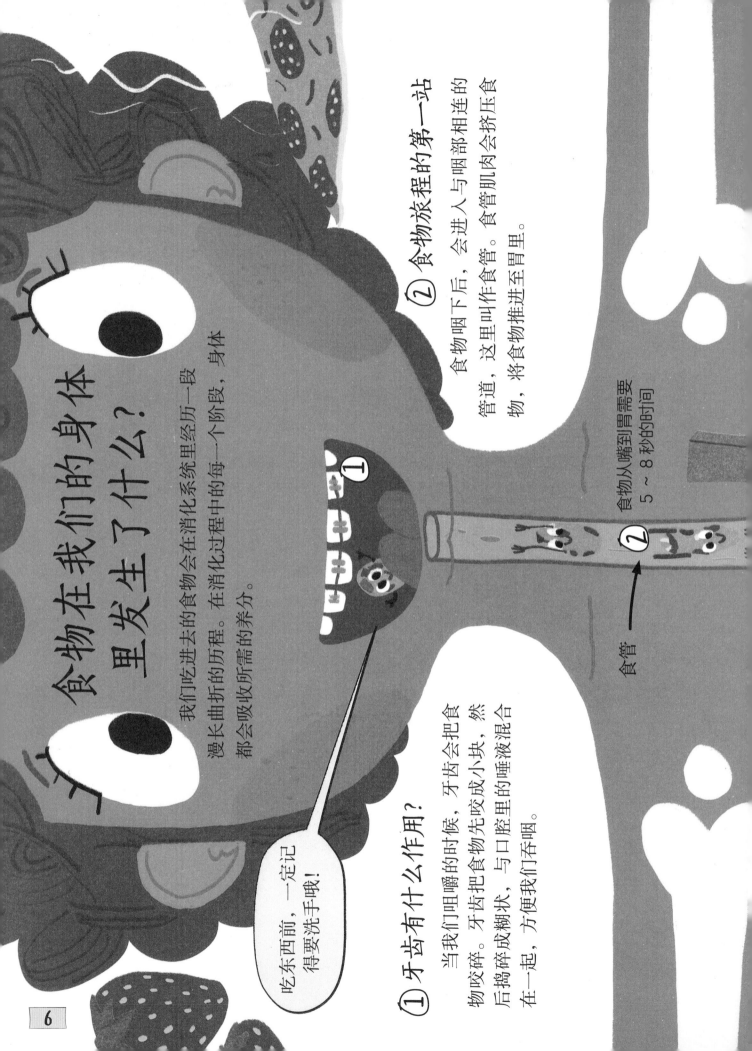

6

⑤ 为什么我们要拉便便呢？

为了清除身体不需要的食物残渣。食物残渣与从肠道脱落的细胞和水经挤压混合在一起。当我们拉便便的时候，就会把它们排出体外。

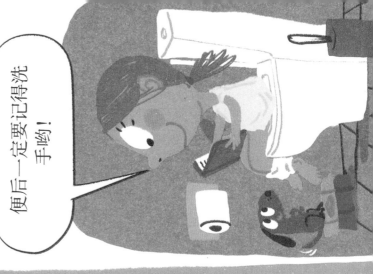

便后一定要记得洗手哟！

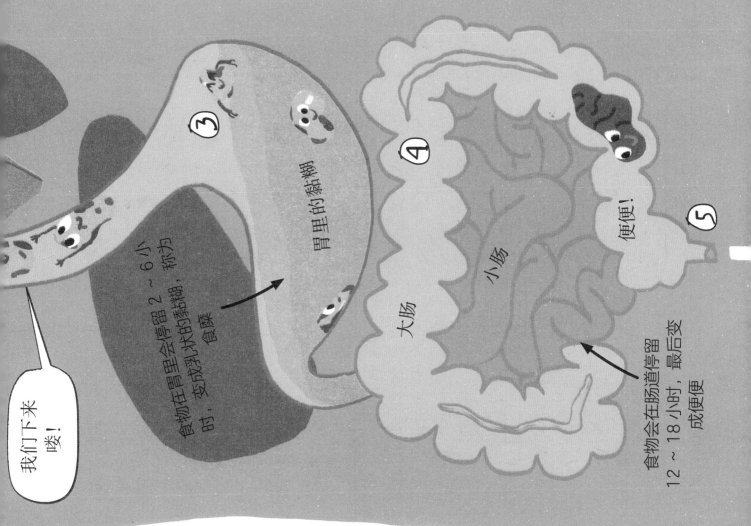

我们下来喽！

食物在胃里会停留 2～6 小时，称为食糜。

变成乳糊状的黏糊，食糜。

胃里的黏糊

大肠

小肠

便便！

食物会在肠道停留 12～18 小时，最后变成便便

③ 为什么胃里有酸性物质呢？

酸性物质会将食物分解成黏稠的液体。胃壁的肌肉也会搅拌食物，形成的混合物，促使食物进一步细化。

④ 食物在肠道是如何被消化的呢？

食物变成糊状的流体，进入肠道，营养素（对身体有用的化学物质）和水被吸收，剩余部分变成便便。

看数字，学科学

一个人一生平均要吃掉 **35** 吨食物。

深色头发的人有头发约多，而红色头发的人头发数量要比这个数字少一些。**110 000** 根，浅色头发的人头发数量要更

一个成年人身体里大约有 **37万** 亿个细胞。

成年人皮肤的面积约为 **1.5~2** 平方米。

我们的肠道每天大约会排出 **0.5** 升的气体。

目前为止，一个人最多拥有 **69** 个孩子。

我们的鼻子可以感知 **1** 万亿种气味。

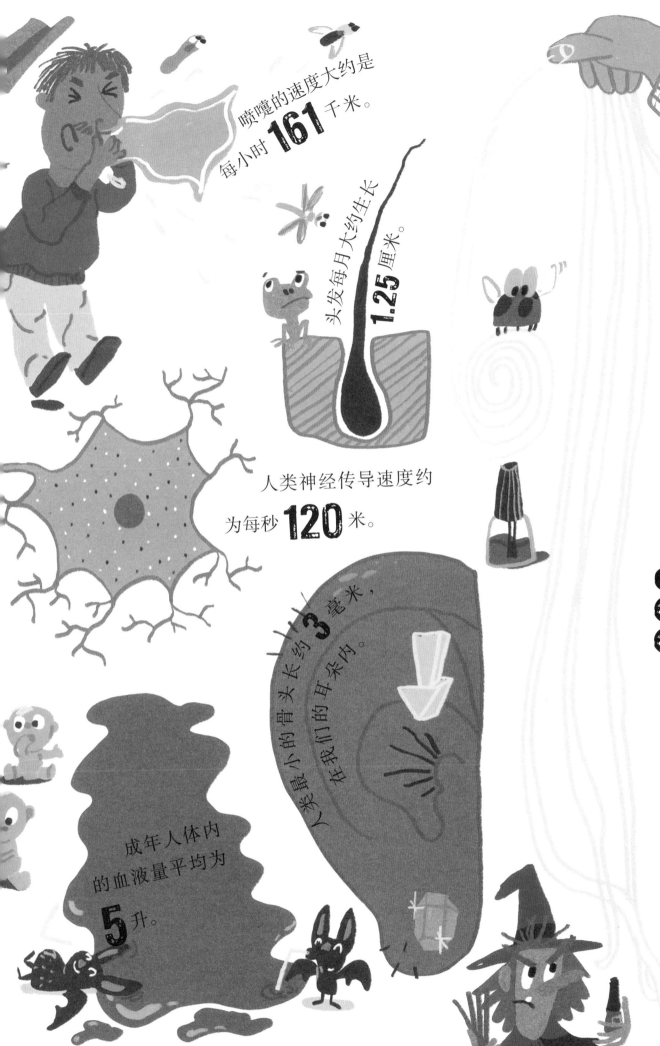

喷嚏的速度大约是每小时 **161** 千米。

头发每月大约生长 **1.25** 厘米。

人类神经传导速度约为每秒 **120** 米。

迄今为止，人类有过的最长的手指甲为 **900** 厘米。

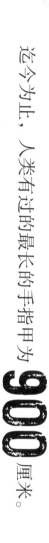

人类最小的骨头长约 **3** 毫米，在我们的耳朵内。

成年人体内的血液量平均为 **5** 升。

我们的身体中有哪些骨骼呢？

想象一下，如果没有骨头，我们的身体会变得多么软，多么零散啊！

骨头形成了支撑我们身体的坚硬的框架，就是骨架。骨架可以支撑身体，而肌肉便附着在上面。

颅骨

锁骨

下颌骨

肋骨

肱骨

尺骨

胸骨

脊骨

桡骨

盆骨

股骨

膝盖骨

腓骨

胫骨

趾骨

肌肉如何帮助我们运动？

大多数肌肉是附着在骨头上的。肌肉收缩的时候，会拉动骨头，使身体产生运动。经常活动，会使肌肉更强壮。跑、跳、游泳、骑车，尽情地去做运动吧！

肱二头肌收缩使手臂弯曲

收缩

放松

肌腱使肌肉连接在骨头上

肱三头肌放松

我们身体的哪块组织工作最努力？

我们的心脏肌肉组织比其他肌肉都要勤劳。在我们一生中，心脏会一刻不停地跳动，推动血液流向全身。

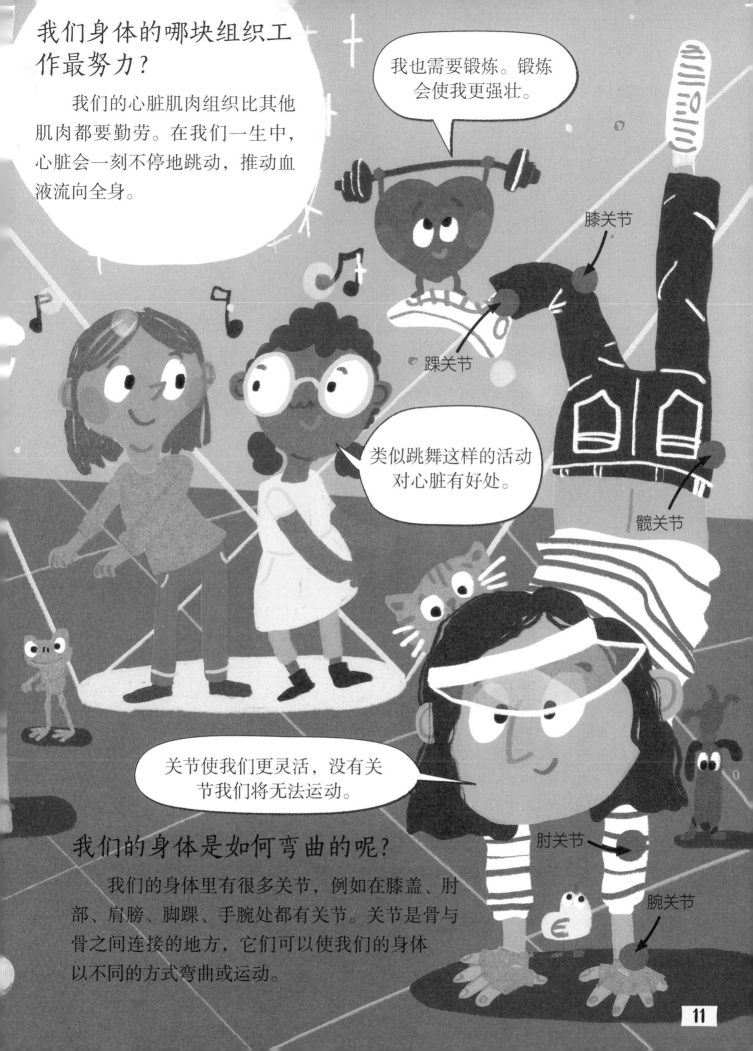

我也需要锻炼。锻炼会使我更强壮。

膝关节

踝关节

类似跳舞这样的活动对心脏有好处。

髋关节

关节使我们更灵活，没有关节我们将无法运动。

肘关节

腕关节

我们的身体是如何弯曲的呢？

我们的身体里有很多关节，例如在膝盖、肘部、肩膀、脚踝、手腕处都有关节。关节是骨与骨之间连接的地方，它们可以使我们的身体以不同的方式弯曲或运动。

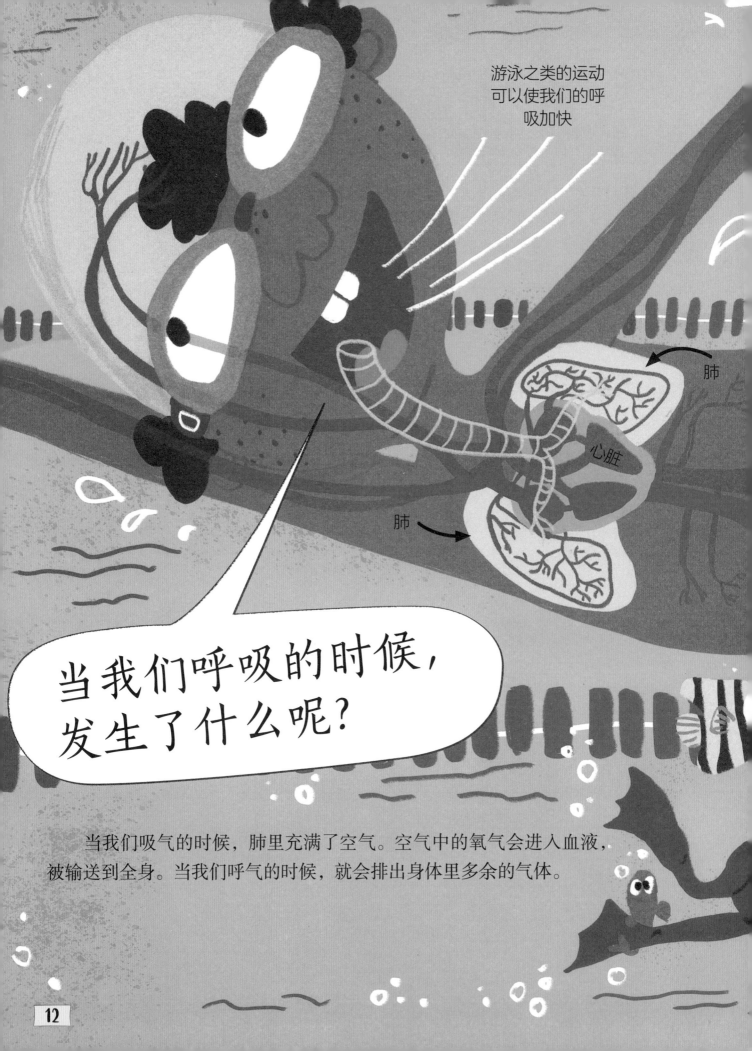

游泳之类的运动可以使我们的呼吸加快

肺

肺

心脏

当我们呼吸的时候，发生了什么呢？

当我们吸气的时候，肺里充满了空气。空气中的氧气会进入血液，被输送到全身。当我们呼气的时候，就会排出身体里多余的气体。

我们的血液怎样输送氧气呢？

血管是血液流淌的管道。这些血管通往身体的各个部位，血液通过它们向各部位输送氧气，从而确保我们的身体得到所需的氧气。心脏和血管一起被称为身体的循环系统。

血管

我们的心脏为什么会"怦怦"跳呢？

当我们锻炼的时候，心脏会跳得更快，这样就能更快将血液推送到全身，为肌肉提供所需的氧气。同时，为了获得更多氧气，我们的呼吸也会变快，会让我们感到喘不过气。

为什么我们在水下不能呼吸呢？

因为我们不像鱼一样长有鳃。我们的肺只能从空气中吸收氧气；而鱼通过鳃能够吸收水中溶解的氧气。我们在水里游泳的时候，需要浮到水面上呼吸。

我们为什么会感觉痒痒呢？

因为我们有触觉。我们的身体利用五大感官来了解周围的世界。我们的感官收集信息，然后将其传递到大脑。

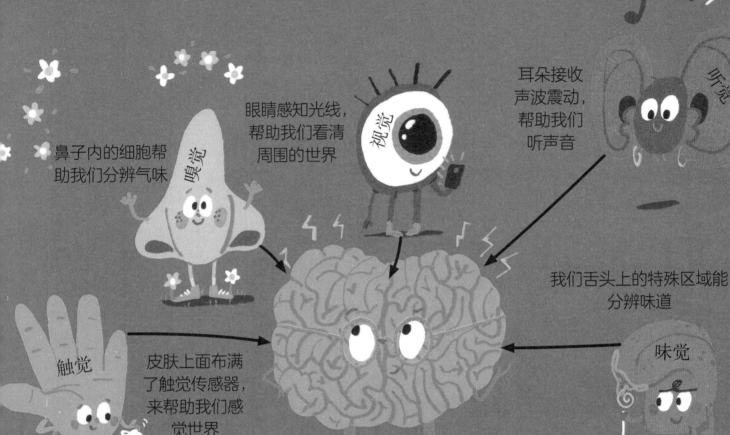

鼻子内的细胞帮助我们分辨气味

嗅觉

眼睛感知光线，帮助我们看清周围的世界

视觉

耳朵接收声波震动，帮助我们听声音

听觉

我们舌头上的特殊区域能分辨味道

味觉

触觉

皮肤上面布满了触觉传感器，来帮助我们感觉世界

为什么我们在黑暗中什么也看不见呢？

我们能看见物体是因为物体反射的光线进入我们的眼睛。眼睛里的晶状体会聚焦光线，并且由视神经将信息传递到大脑，形成图像。而黑暗的环境里没有光线。

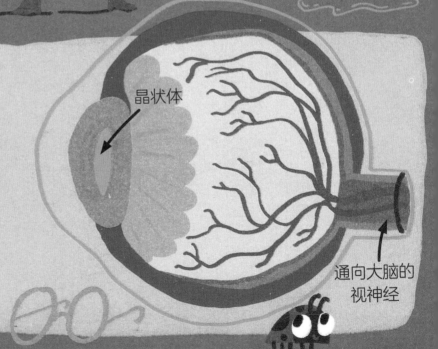

晶状体

通向大脑的视神经

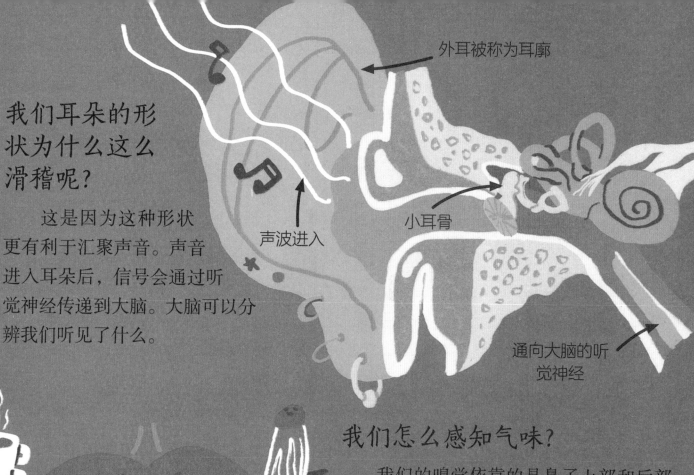

我们耳朵的形状为什么这么滑稽呢?

这是因为这种形状更有利于汇聚声音。声音进入耳朵后,信号会通过听觉神经传递到大脑。大脑可以分辨我们听见了什么。

外耳被称为耳廓

声波进入

小耳骨

通向大脑的听觉神经

我们怎么感知气味?

我们的嗅觉依靠的是鼻子上部和后部的细胞。这些细胞可以感知物体挥发出的气味分子。

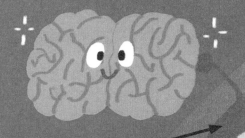

小细胞感受到气味分子并将信号传递到大脑

我们怎样品尝食物?

我们舌头上布满凸起的小颗粒,上面环绕着微小的味蕾。味蕾将食物中已经溶解的化学物质的信息传递至大脑,大脑将信息转换成味道。

气味分子进入鼻内

你知道吗？

你的牙齿其实和鲨鱼的牙齿一样强壮，只是你的下颌很小，所以没有鲨鱼那么大的撕咬力量。

宝宝未出生的时候是可以听见声音的，只不过外界的声音对他们来说有点含混不清。

我希望长大以后会比妈妈唱歌好听。

成年人三周不吃食物也可以存活，但四天不喝水就会有生命危险。

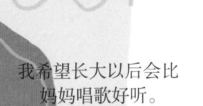
耳朵与我们的平衡感之间有重要的联系。

在完全黑暗的环境中，我们的眼睛能感受到 48 千米以外的蜡烛发出的光。

我们身体的一些部位是无法更新的，比如牙釉质和眼睛里的黏膜，它们一旦生成，就会伴随我们一生。

我们六个月大时眼睛的大小相当于成年后的 2/3。

与成年人相比，儿童能听到的声音频率更高，甚至能听到蝙蝠的叫声和超声波狗哨声。

指纹并非唯一可以确定一个人身份的标记。舌头上的纹路、个人的气味以及虹膜特征（眼内的有色部位）都可以用来确定人的身份。

我们的血液是在骨头里生成的。

我们的大脑是身体的主管吗?

我们的整个身体都是由大脑控制的,包括我们说什么,想什么,怎么运动等。

大脑可以接收信息

我们体内有一个神经网络,可以告诉大脑身体发生了什么。大脑通过脊髓神经与身体各部分相联系。

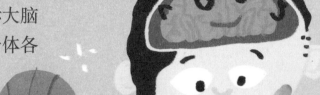

单脚站立,将球旋转起来。

大脑

脊髓神经

大脑可以发出信息

我们的大脑将信息发送至身体各部位,告诉它们如何反应或者如何运动。

神经网络

神经是做什么的呢?

神经是由神经细胞(神经元)构成的。它们在身体的各个部分和大脑之间传递信息。当你看到、闻到、尝到或听到什么的时候,信息就会被神经传送至大脑。神经传递信息的速度超级快。

神经细胞

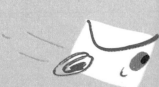

5

大脑受到颅骨和一层液体的保护

思考和计划

触觉和味觉

语言和嗅觉

听觉

视觉

运动

大脑内不同的区域有不同的分工。

我们的记忆是如何产生的呢?

一切信息都被储存在大脑里,包括我们的记忆、梦、在学校学习的内容等。有一些信息在大脑里只能储存几秒钟,而有一些信息则能储存一生。

为什么我们感到疼痛时,会发出"哎哟"声?

当我们摸到比较烫的东西时:①神经会将信号传送至脊髓,脊髓迅速做出反应;②脊髓通过其他神经发送信息,使我们的手移开;③稍后,信息传送至大脑;④我们会感觉到疼痛,发出"哎哟"声。

脊髓

④

①

②

③

我们为什么需要睡眠？

我们的身体利用睡眠时间修复损伤、生长、休息并整理白天体验和学习到的东西。没有人完全清楚睡眠是如何起作用的，但是我们都知道，没有睡眠，我们无法生存。

每个人都会做梦吗？

是的，但是并不是所有人都能记住自己的梦。大多数人每晚会做 3 ~ 5 个梦。猫和狗也会做梦哟！

没人知道，动物们会梦到什么

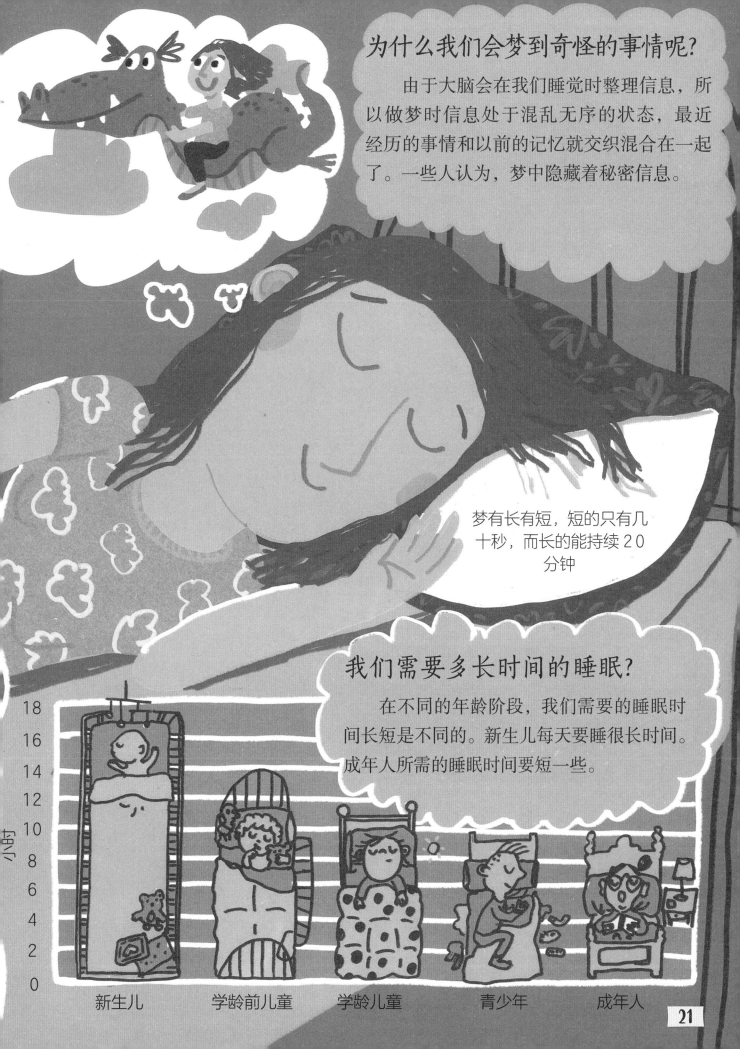

为什么我们会梦到奇怪的事情呢?

由于大脑会在我们睡觉时整理信息,所以做梦时信息处于混乱无序的状态,最近经历的事情和以前的记忆就交织混合在一起了。一些人认为,梦中隐藏着秘密信息。

梦有长有短,短的只有几十秒,而长的能持续20分钟

我们需要多长时间的睡眠?

在不同的年龄阶段,我们需要的睡眠时间长短是不同的。新生儿每天要睡很长时间。成年人所需的睡眠时间要短一些。

新生儿　　　学龄前儿童　　　学龄儿童　　　青少年　　　成年人

你更喜欢什么？

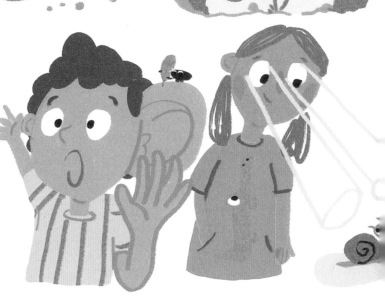

是能在水下呼吸，还是变得非常轻从而能在水上行走？

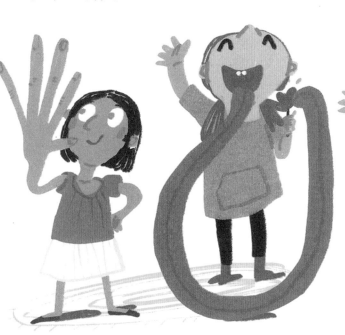

是有长长的舌头，还是有长长的手指？

是拥有非常强的视力，还是能够听见非常细微的声音，比如蚂蚁咀嚼食物的声音？

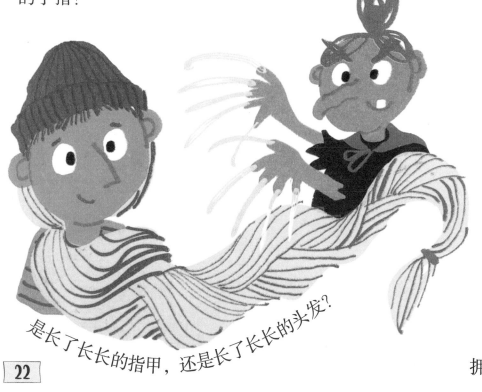

是长了长长的指甲，还是长了长长的头发？

是拥有非常强壮的骨骼，还拥有非常坚韧的皮肤？

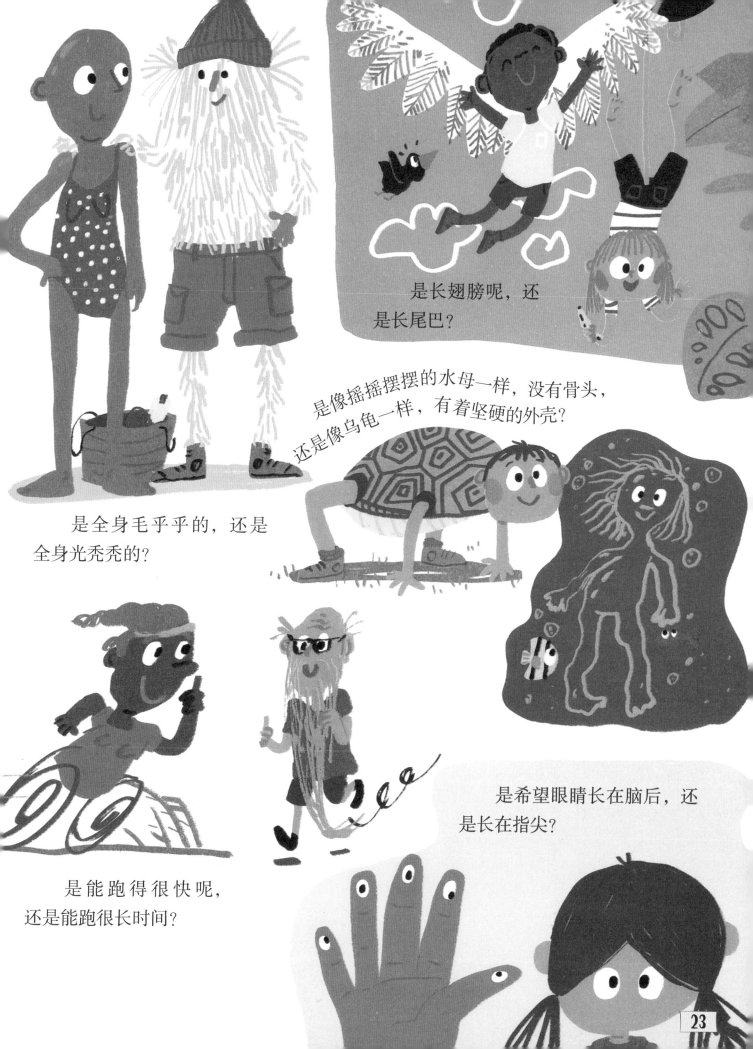

是长翅膀呢，还是长尾巴？

是像摇摇摆摆的水母一样，没有骨头，还是像乌龟一样，有着坚硬的外壳？

是全身毛乎乎的，还是全身光秃秃的？

是希望眼睛长在脑后，还是长在指尖？

是能跑得很快呢，还是能跑很长时间？

婴儿是从哪里来的呢？

婴儿是从妈妈的身体里来的。他们在妈妈的子宫里生长，等长到一定程度，具备了相应的条件，就可以出生了。

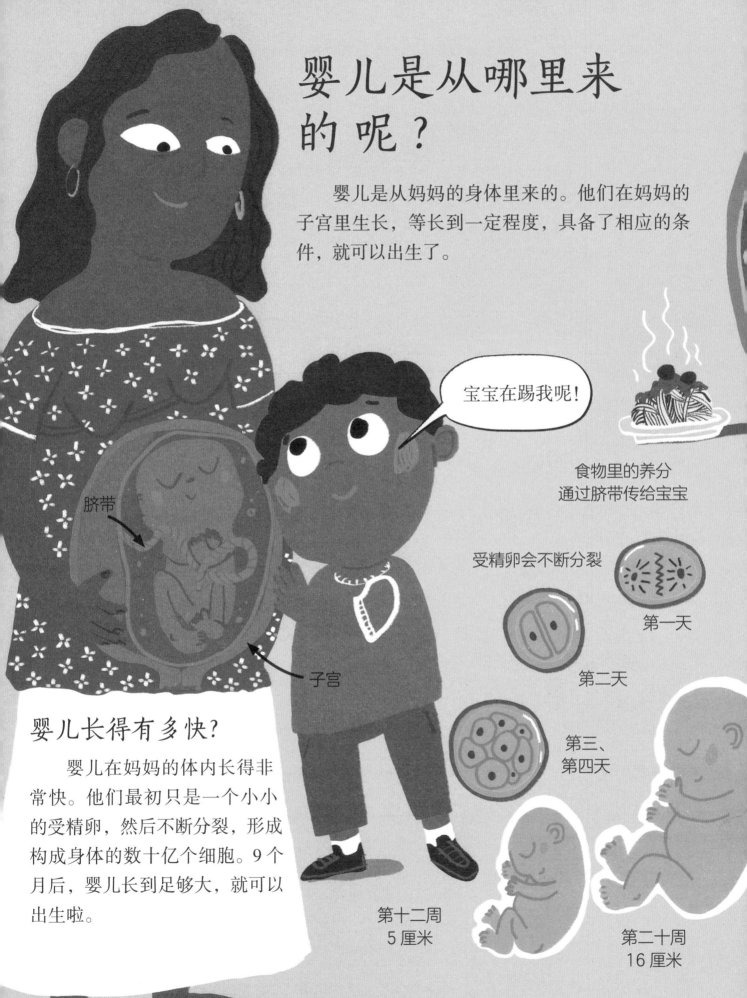

脐带

子宫

宝宝在踢我呢！

食物里的养分通过脐带传给宝宝

受精卵会不断分裂

第一天

第二天

第三、第四天

第十二周
5 厘米

第二十周
16 厘米

婴儿长得有多快？

婴儿在妈妈的体内长得非常快。他们最初只是一个小小的受精卵，然后不断分裂，形成构成身体的数十亿个细胞。9个月后，婴儿长到足够大，就可以出生啦。

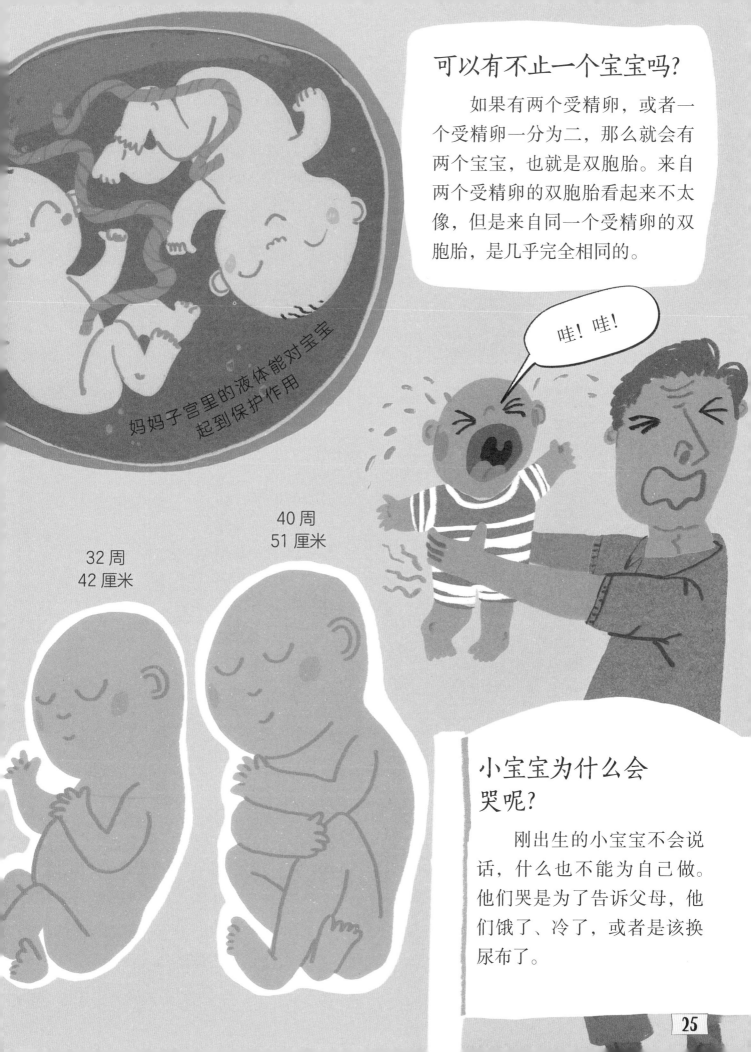

可以有不止一个宝宝吗?

如果有两个受精卵，或者一个受精卵一分为二，那么就会有两个宝宝，也就是双胞胎。来自两个受精卵的双胞胎看起来不太像，但是来自同一个受精卵的双胞胎，是几乎完全相同的。

哇！哇！

妈妈子宫里的液体能对宝宝起到保护作用

32 周
42 厘米

40 周
51 厘米

小宝宝为什么会哭呢?

刚出生的小宝宝不会说话，什么也不能为自己做。他们哭是为了告诉父母，他们饿了、冷了，或者是该换尿布了。

我们可以一直生长吗？

我们从出生开始直到十八九岁或二十岁出头一直都在生长。但是，生长的速度越来越慢。宝宝一周岁时的体重大约是出生时的3倍。

你知道自己多高吗？

5岁

宝宝五个月时的体重就会达到出生时体重的两倍。如果一直保持这个生长速度，他会长成一个巨人。

6个月

10岁

新生儿

我们是怎么长高的呢？

在成长期内，我们骨骼中一种叫骺软骨的柔软、有弹性的物质会不断生长，使骨骼变长。骺软骨会慢慢硬化变成骨头。

骺软骨硬化变成
骨头

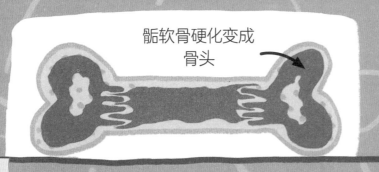

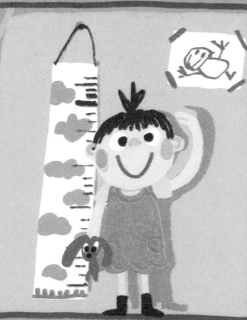

我们为什么需要修剪头发？

在我们的一生中，头发会一直生长，所以要不断修剪。头发是从头皮上一个叫毛囊的小坑中生长出来的。但是我们能看到的头发其实是死的，所以剪头发是不会疼的。

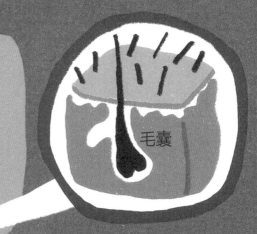

毛囊

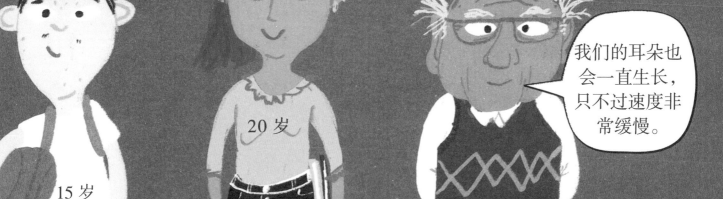

15 岁

20 岁

70 岁

我们的耳朵也会一直生长，只不过速度非常缓慢。

奶奶？爷爷？

我们年老以后，身材会变矮吗？

是的。随着年纪变大，脊椎骨会因挤压变短。一些老年人的脊椎和腰还会变弯，看起来更矮。

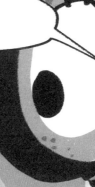

有趣的问题

为什么我们的乳牙会脱落呢?

乳牙只是暂时的,当我们的口腔长到足够大时,乳牙会脱落,恒牙会长出来。我们的乳牙有20颗,它们会被更大、更坚固的牙齿取代。

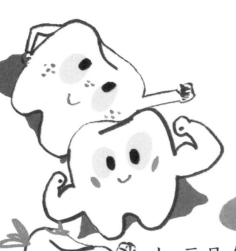

打嗝是怎么回事?

当胸部的膈肌突然收缩的时候,会使声门关闭,我们就会发出打嗝的声音。

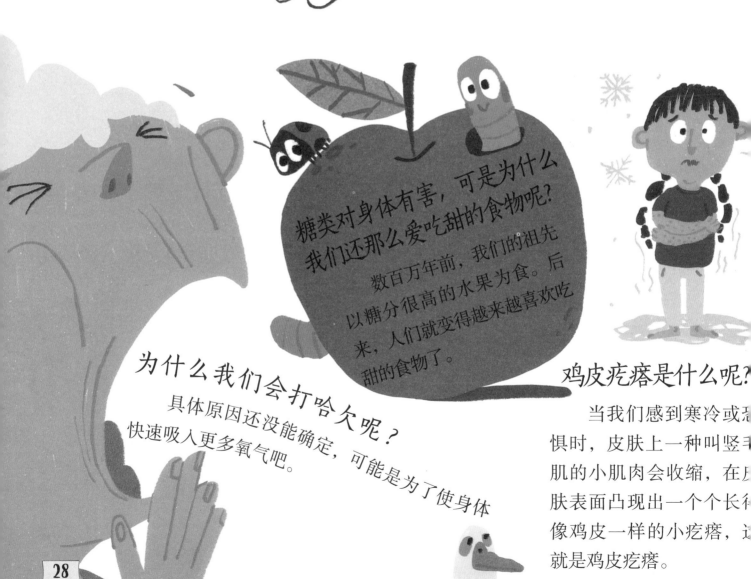

糖类对身体有害,可是为什么我们还那么爱吃甜的食物呢?

数百万年前,我们的祖先以糖分很高的水果为食。后来,人们就变得越来越喜欢吃甜的食物了。

为什么我们会打哈欠呢?

具体原因还没能确定,可能是为了使身体快速吸入更多氧气吧。

鸡皮疙瘩是什么呢?

当我们感到寒冷或恐惧时,皮肤上一种叫竖毛肌的小肌肉会收缩,在皮肤表面凸现出一个个长得像鸡皮一样的小疙瘩,这就是鸡皮疙瘩。